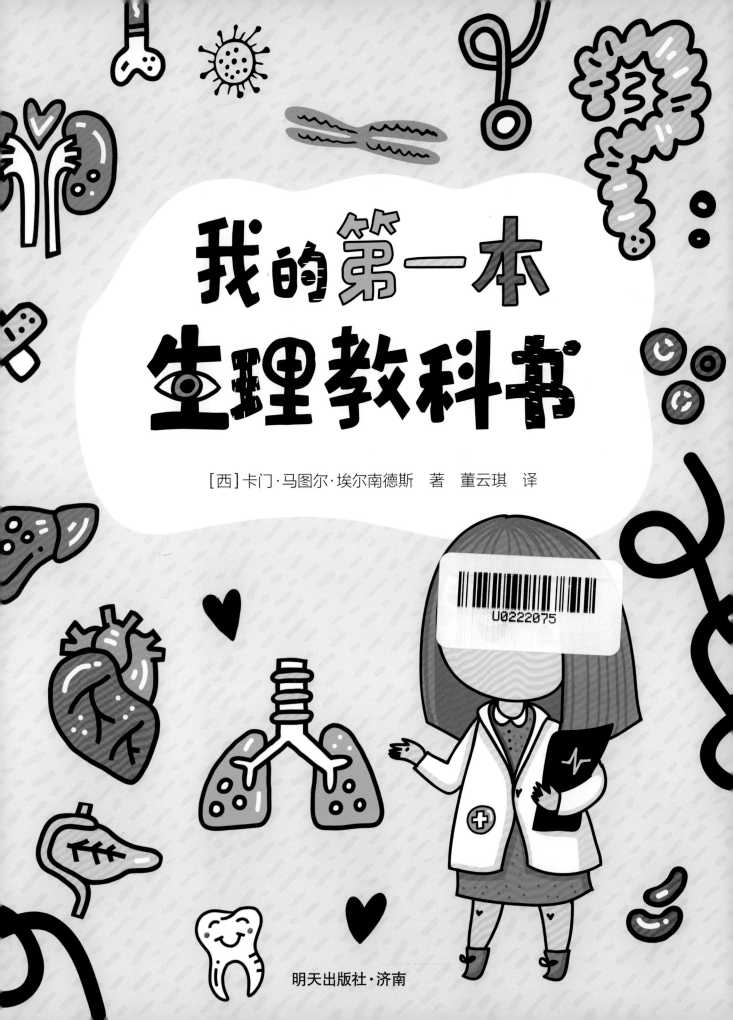

我的第一本生理教科书

[西] 卡门·马图尔·埃尔南德斯　著　董云琪　译

明天出版社·济南

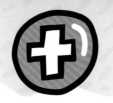

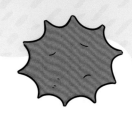
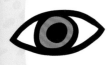

身体真是一个奇妙星球

人类的每一项活动都离不开身体内部大大小小的各个"成员"，大到器官、系统，小到细胞，正是它们的紧密协作，才使我们的身体完成各种活动，抵抗疾病，健康成长。身体的每个部分都至关重要，了解身体每个部分的功能与运作方式，能够让我们从源头避免伤害，让我们更加健康。

打开这本书，从头到脚，从骨骼到肌肉、皮肤，从内到外，真正认识我们的身体，认识我们自己！

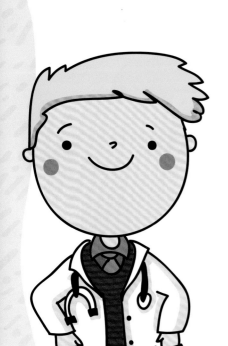
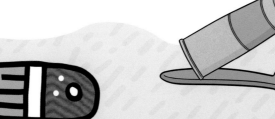

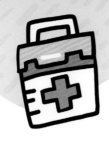
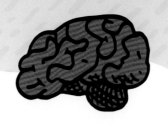
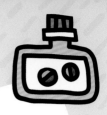
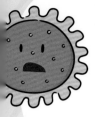

目 录

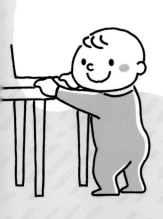
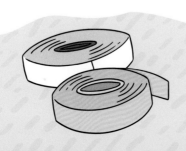
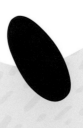
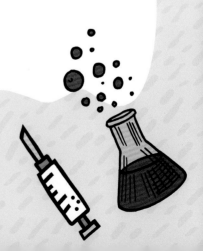

构造：人体是怎么运作的

　　从外部观察人的身体构造，大概可以分为三个部分——头部、躯干和四肢，其中躯干包括胸部和腹部，四肢包括手臂和腿。那人体的内部是什么样子的呢？

完美的机器

　　我们的身体是一部复杂的"机器"，由几十万亿个微小单元组成，我们把它们叫作细胞。细胞聚集成组织，组织结合成器官，器官构成身体部位或系统，承担不同的工作。

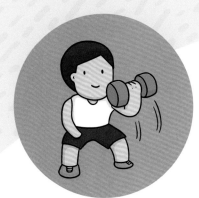

运动

　　骨骼和肌肉使身体能够运动。

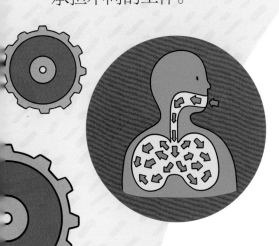

呼吸

　　血液通过循环系统运输氧气和营养物质等，支持肺部发挥功能。

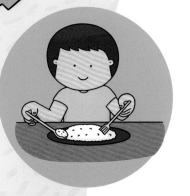

营养

　　血液中的营养物质主要来自消化系统中的食物。

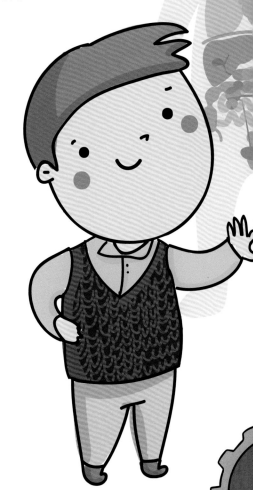

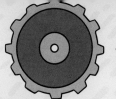

健康和卫生

培养良好的生活习惯可以保证体内各项机能正常运行，保持身体健康——摄取多种类型的食物，多吃水果和蔬菜；多运动，和朋友相处，保持心情舒畅；按时睡觉，保持精力充沛；保持良好的卫生习惯。如此一来，身体才会棒棒的！

中枢

感觉器官，比如眼睛、耳朵和皮肤，是我们身体的外部接收器，它们接收外部刺激，神经系统随之控制身体作出反应。

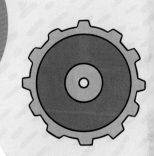

排泄物

身体无法消化的物质会通过大小便排出体外。

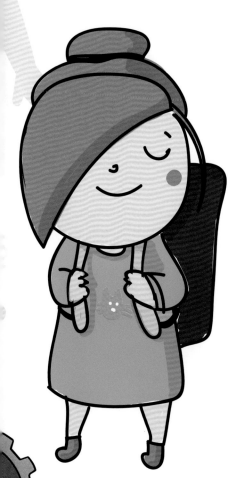

孕育生命

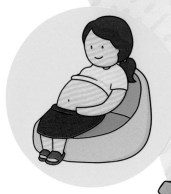

男性和女性的生殖系统工作原理不同。女性生殖器官成熟后，能够孕育新生命。

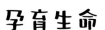

想要更多地了解与人体有关的知识，请继续阅读这本书吧！

骨骼：骨头是怎么生长的

骨骼构成了身体框架。如果没有骨骼，我们会变得像果冻一样软塌塌的。骨骼由坚硬的骨头组成，除了塑造形体和支撑身体自身重量外，它们还保护着重要的器官，例如肺、大脑和心脏。

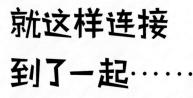

就这样连接到了一起……

关节连接着骨骼，发挥着铰链的作用，我们弯曲膝盖或移动手部都需要关节。一些固定不动的关节对维持身体结构也非常重要，例如连接头骨的关节。

人类和长颈鹿，谁的颈椎上的骨头更多？答案是一样多，都是7块，但长颈鹿的骨头要大得多！

婴儿有300块骨头，而成年人只有206块。这是为什么呢？答案非常简单：一些骨头在生长的过程中合成了一体。

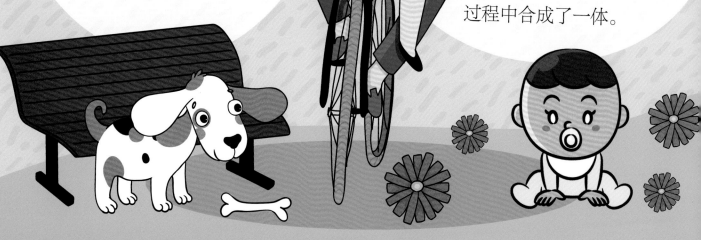

骨头由非常坚硬的组织构成，其强度是钢的5倍，但重量却轻得多。骨组织有一半以上是由钙等矿物质组成的。

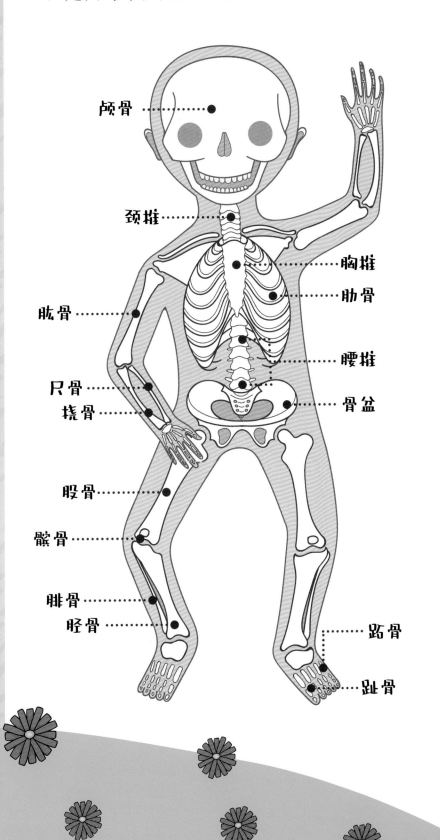

- 颅骨
- 颈椎
- 胸椎
- 肋骨
- 肱骨
- 腰椎
- 尺骨
- 桡骨
- 骨盆
- 股骨
- 髌骨
- 腓骨
- 胫骨
- 跖骨
- 趾骨

长着长着……

骨骼在长度和厚度两个维度上生长。

长度

新生儿出生时，骨骼仍有弹性，尚未硬化。在生长过程中，骨骼不断伸展和拉长，直到它们"筋疲力尽"。

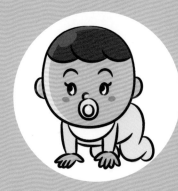

厚度

通过新的骨组织层的不断生成，骨骼也变得更厚实。

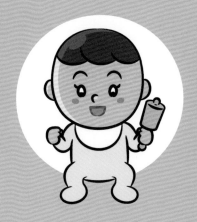

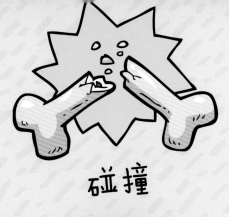

碰撞

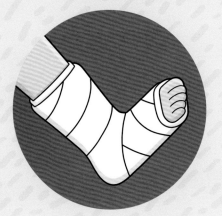

哦，我的小骨头！

尽管骨头非常坚硬，但如果摔得很重，它们也会折断。医生必须将受伤的部位摆正，并用石膏来固定骨头。与此同时，伤者只能做医生推荐的运动，多吃富含钙和维生素D的食物，如奶制品、鸡蛋、菠菜、鱼等。在医生的指导下，受伤的骨头会慢慢痊愈！

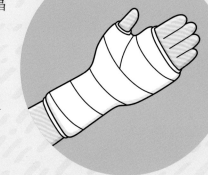

注意姿势！

骨头需要被好好照顾，你需要记住以下几条：

● 坐好！你肯定已经听人念叨过很多次了，正确的坐姿可以预防背部损伤。将背部靠在靠背上，臀部坐到椅子深处，双腿略微分开，双脚平放在地面上，这就是正确的坐姿。

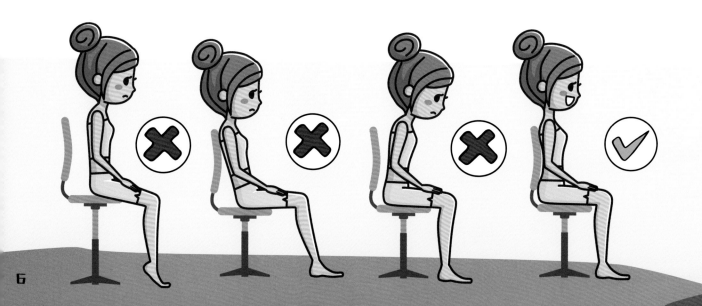

书包

不要在书包里放太多东西。书包过重会导致背部疼痛，甚至还会损伤脊柱。

要学会分散重量！

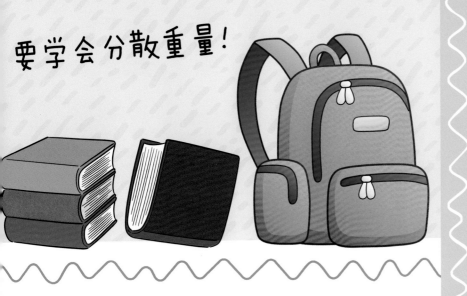

- 站直！走路时挺直背部，肩膀不要向前倾，这样呼吸更顺畅。

- 躺好！睡觉时确保颈部舒适地枕在枕头上，肩膀放松。

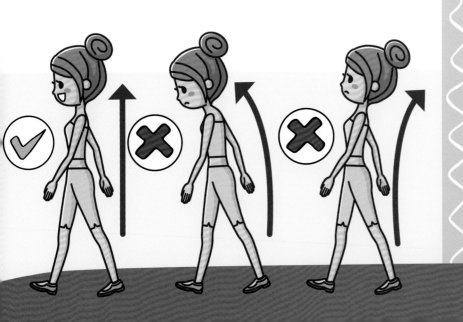

让骨骼更强壮！

钙

多吃含钙丰富的食物，如牛奶、酸奶、奶酪、鸡蛋和豆类。

维生素D

骨骼的生长需要维生素D，以促进钙的吸收。可以多吃鲑鱼或金枪鱼，还要常到户外玩耍，因为阳光有助于身体产生维生素D。

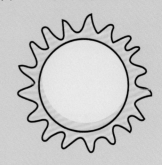

体育锻炼

参加体育运动可以使关节更"润滑"，有利于骨骼正常工作。一起跑起来吧！

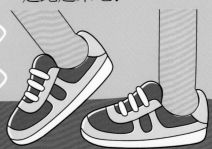

肌肉： 大个子的肌肉更多吗

　　我们会微笑、眨眼、骑车……是因为有肌肉附着在骨骼上，我们通过收缩和舒张肌肉来"拉动"骨骼运动。骨骼和肌肉的协同工作，使我们的身体能够自由活动。

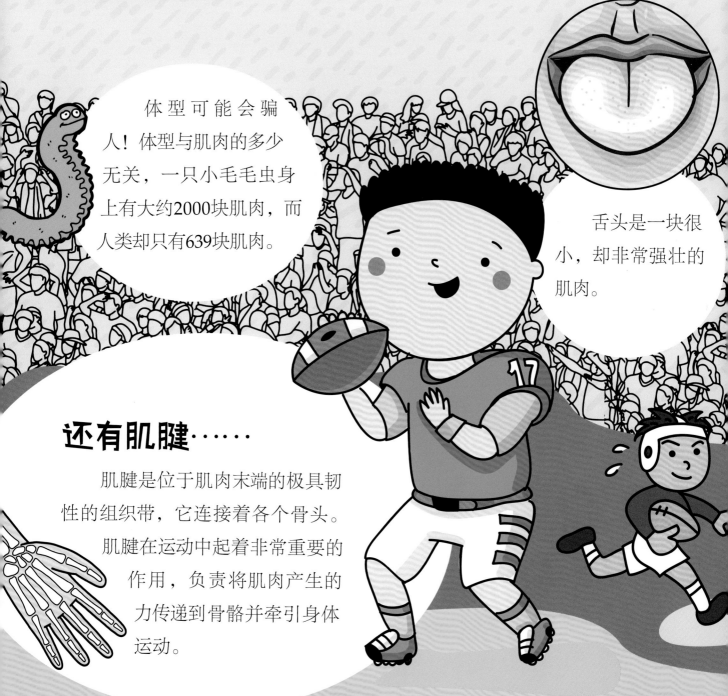

　　体型可能会骗人！体型与肌肉的多少无关，一只小毛毛虫身上有大约2000块肌肉，而人类却只有639块肌肉。

舌头是一块很小，却非常强壮的肌肉。

还有肌腱……

　　肌腱是位于肌肉末端的极具韧性的组织带，它连接着各个骨头。肌腱在运动中起着非常重要的作用，负责将肌肉产生的力传递到骨骼并牵引身体运动。

肌肉是什么形状的？

肌肉的形状取决于它所在的身体部位。

- 胳膊和腿部肌肉，粗壮结实。

- 头部肌肉，又平又宽。

- 胸部肌肉，像扇子。

- 眼睛和嘴唇肌肉，像轮子，相对粗一点。

- 肛门和尿道肌肉，像圆环，相对细一点。

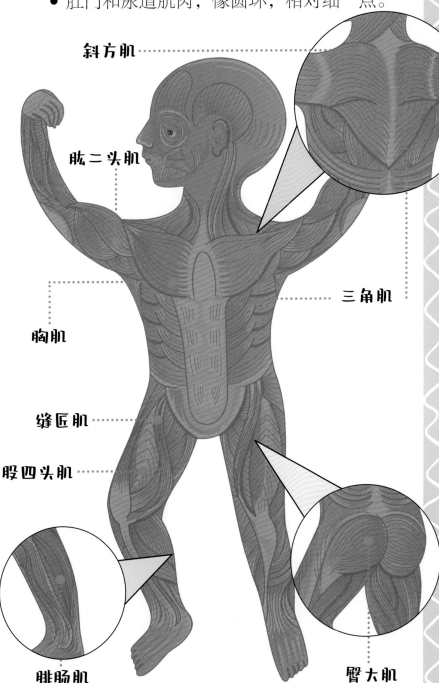

斜方肌

肱二头肌

胸肌

缝匠肌

股四头肌

三角肌

腓肠肌

臀大肌

两种类型

我们的身体有两种类型的肌肉。

主动肌

它们附着在骨骼或皮肤上，可以快速收缩或舒张，例如扔球时使用的肌肉。

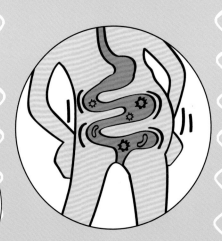

非主动肌

包裹着一些内脏，例如形成消化系统壁和促进食物蠕动的肌肉。

为健康而动

运动可以强健肌肉，增加肌肉弹性，从而使肌肉更好地完成收缩和舒张的动作。多样的运动有助于锻炼身体不同的部位，但每次锻炼前后都不要忘记进行肌肉放松，以避免受伤。运动是有益的，选择一项你最喜欢的吧！

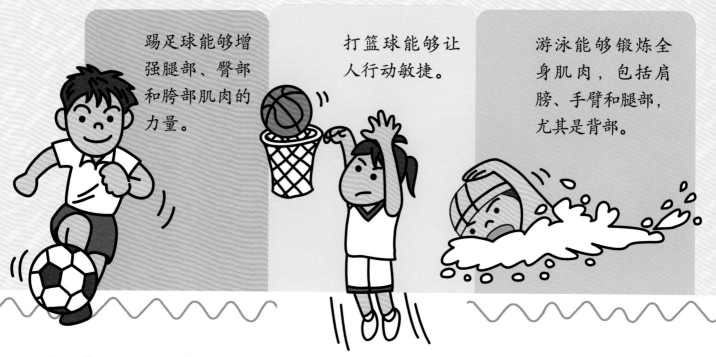

踢足球能够增强腿部、臀部和胯部肌肉的力量。

打篮球能够让人行动敏捷。

游泳能够锻炼全身肌肉，包括肩膀、手臂和腿部，尤其是背部。

我感到酸痛

有时，在完成了不常做的体力活动后，你会感到身体剧烈疼痛，好像有什么尖锐的东西扎进了皮肤里。这是由于肌肉中形成的乳酸刺激了神经，乳酸是肌肉在没有足够"燃料"（氧气和糖分）的条件下工作时产生的物质。

抽筋了!

如果跑步时突然腿部抽筋,意味着肌肉正在发出需要休息的信号。这时不要惊慌,慢慢坐下,轻轻按摩疼痛的部位,小口喝水补充水分。

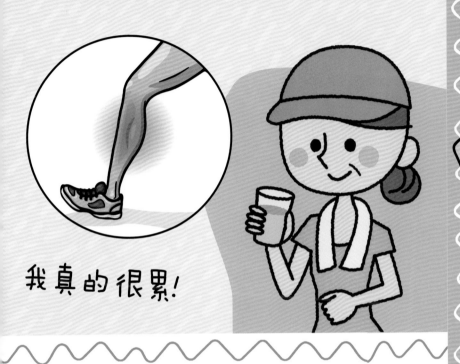

我真的很累!

你可以通过以下几点来避免不适:

- 运动前,做温和、渐进的伸展运动让肌肉热身。运动结束后也要进行拉伸,以便肌肉放松。
- 如果已经感到肌肉酸痛,可以热敷疼痛部位。

让肌肉休息一下,很快就会好起来!

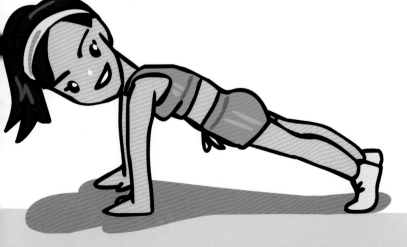

这些不行!

超重

如果体重增长太快,身体很可能会感到疲惫。要通过健康均衡的饮食来保持平稳的体重。

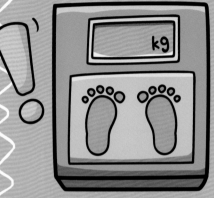

不活动

不要长时间坐在电视机或游戏机前,长期不运动的肌肉会逐渐失去力量,甚至萎缩。

不合适的鞋子

为每项活动准备合适的鞋子。走路时,有200多块不同的肌肉在运动,要学会爱护它们!

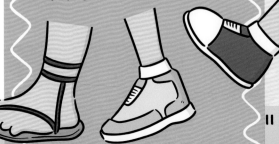

循环系统：为什么心脏一直怦怦跳

　　我们呼吸的氧气，从食物中获得的能量和营养必须到达身体的各个部位，这样身体才能正常运作。循环系统，就是我们身体里的"运输部门"，血液是"车辆"，心脏是驱动整个系统运转的"发动机"。

静脉
动脉

毛细血管

心脏怦怦跳

　　心脏是一个拳头大小的肌肉器官，它不停地跳动。心脏分成左右两部分，每个部分都有两个腔室：上腔室和下腔室，上腔室也被叫作心房（a），下腔室也被叫作心室（b）。心房和心室有节奏地收缩和舒张，推动血液在全身的血管中不停流动。

　　血液循环依靠三种类型的血管：动脉、静脉和毛细血管。如果把一个人全部的血管连起来，长度可以绕地球两圈！

　　孩子的心脏平均每分钟跳动120次，成人平均每分钟跳动80次。

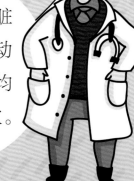

心脏如何工作？

心脏将富含氧气和营养的血液输送到全身，并回收废弃物。缺乏氧气，含有较多废弃物的血液返回心脏，心脏将这些"贫乏"的血液输送到肺部再次给血液充氧，然后重新开始运输！

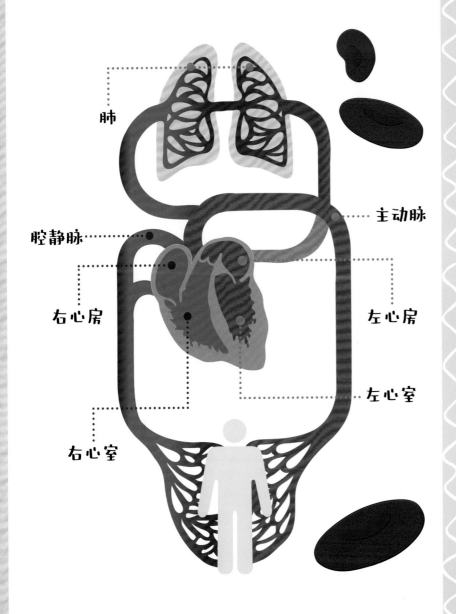

肺

主动脉

腔静脉

右心房

左心房

左心室

右心室

血液缺乏氧气，含较多二氧化碳

血液富含氧气，含较少二氧化碳

血液穿梭在循环系统中，由血浆和以下几种类型的细胞组成。

红细胞

负责运输能量。

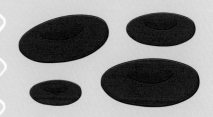

白细胞

保护身体免受感染。

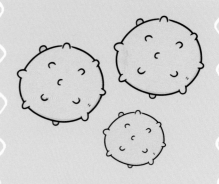

血小板

为伤口止血。

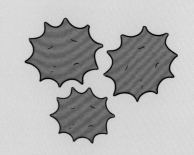

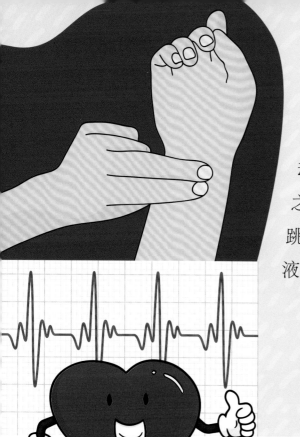

脉搏是什么?

血液离开心脏时会冲击动脉,产生的跳动就是脉搏。如果用手指按住手腕、太阳穴或脖子的动脉处,你就会感受到脉搏。运动时,脉搏数会随之增加,因为心脏必须跳得更快才能将更多血液及时输送到肌肉。

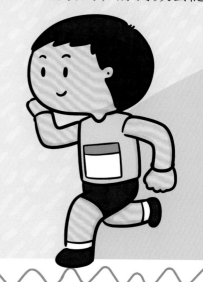

一颗快乐的心脏

为了照顾好心脏,你可以这样做:

坚持运动,比如跳舞或跳绳。每天1小时的锻炼会让人神清气爽!

多喝水,可以让血液在心脏和血管中更顺畅地循环流动。

每天吃5种水果和蔬菜。

小朋友每天要睡至少9小时,让心脏更好地休整,因为在睡眠期间,它的跳动次数较少。

每周至少吃2次鱼。

避免摄入碳酸饮料和含有大量脂肪的食物。不要吃太多甜食和其他零食。

进攻！

当病毒或细菌进入身体时，血液中的白细胞会立即进入战斗状态，攻击入侵者。

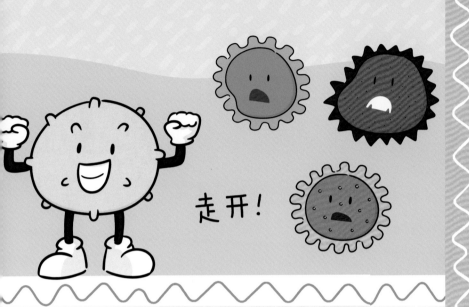

走开！

为了了解心脏是否强壮，医生会在你的胸前放置一个听诊器。借助听诊器，医生可以听到心跳是否规律，频率是否正常。

一颗健康的心脏

照顾伤口

清洁伤口时，需要用清水轻轻洗去污垢。

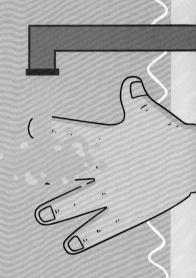

可以涂抹药物防止伤口感染。

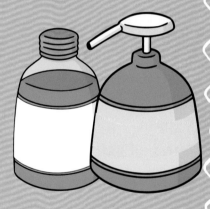

用医用纱布或创可贴包住伤口，避免再次摩擦伤口。

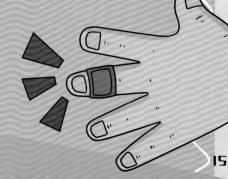

呼吸系统：我们为什么会呼气吸气

说话、吹气球、叹息……我们每天都在不知不觉中使用着肺部的呼吸功能。肺与呼吸系统的其他器官一起工作，使身体能够得到新鲜空气，并排出浑浊的空气。

O_2

O_2

O_2

在空气中……

空气是由各种气体组成的。对生命来说，氧气(O_2)是最重要的，因为体内细胞生长需要氧气。没有氧气，生命就会死亡！空气中的氧气主要由树木等植物产生。

O_2

与有鳃的鱼不同，我们不能在水下呼吸，因为肺会被淹没！

O_2

O_2

O_2

O_2

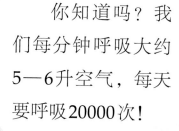

你知道吗？我们每分钟呼吸大约5—6升空气，每天要呼吸20000次！

O_2

O_2

呼吸系统如何工作?

　　每次吸气时,鼻子和嘴巴吸入空气,空气填满肺部,然后再呼气,将其排空。呼吸过程涉及的器官如下图:

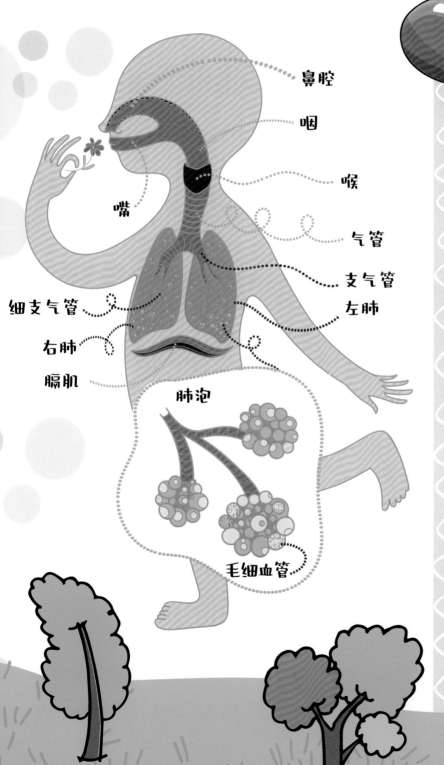

- 鼻腔
- 咽
- 喉
- 气管
- 支气管
- 左肺
- 细支气管
- 右肺
- 膈肌
- 嘴
- 肺泡
- 毛细血管

来个深呼吸放松一下吧!

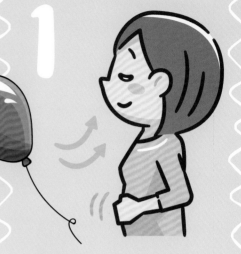

1 吸气

通过鼻子或嘴巴深深地吸气,让肚子像气球一样膨胀起来!

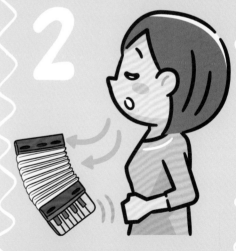

2 呼气

通过鼻子或嘴巴长长地呼气,让肚子像手风琴一样泄气!

通过鼻子还是嘴？

空气进入身体的天然入口是鼻子，因为鼻子可以对吸入的空气进行加湿、加热和净化，是身体的第一道天然防御屏障。我们最好时刻保持用鼻子呼吸，不建议用嘴呼吸。

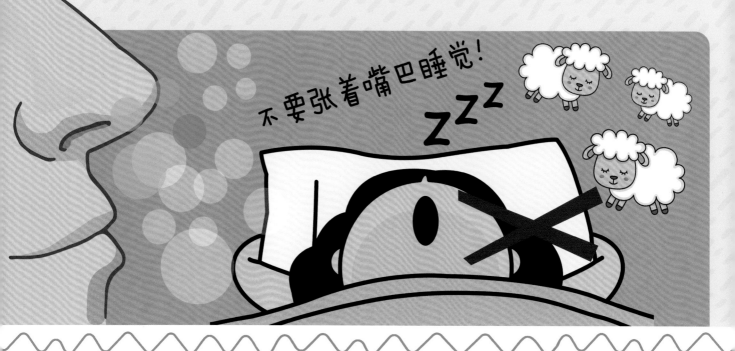

不要张着嘴巴睡觉！

打嗝是什么？

打嗝是横膈膜（用于呼吸的肌肉）的无意识运动。在正常的呼吸过程中，肌肉突然收缩产生痉挛，声带闭合，从而产生打嗝的声音。

为了消除这种不舒服的感觉，我们可以尝试打喷嚏、咳嗽、喝水或呼吸放松等方法。

在学校或家中进行呼吸放松练习：

- 坐在舒适的位置，头上放一个小垫子。

- 调暗灯光并播放轻松的音乐。

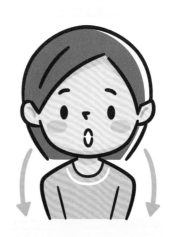

我咳嗽了！

咳嗽是一种防御机制，可以清除呼吸道分泌物，保持呼吸道畅通。如果咳嗽得很难受，可以选择一些家用疗法来对抗咳嗽。

咳咳！

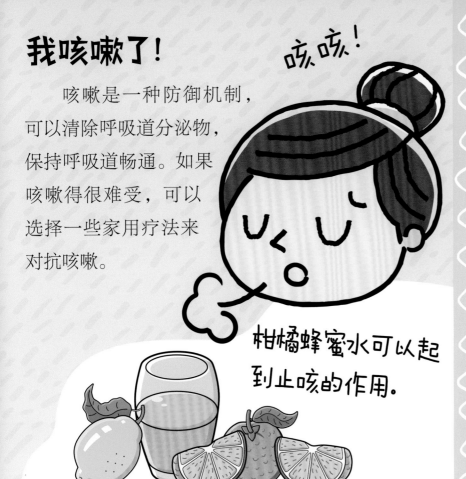

柑橘蜂蜜水可以起到止咳的作用。

- 开始呼吸前，将一只手放在胸前，另一只手放在腹部，感受身体的起伏变化。然后重复吸气和呼气的步骤，一点一点地释放空气。

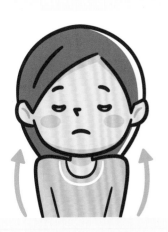

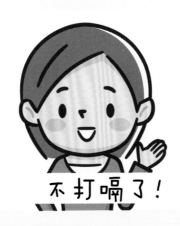

不打嗝了！

肺的敌人

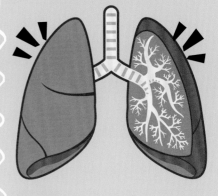

细菌

会导致某些疾病。

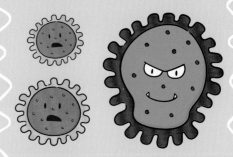

烟草

对身体非常有害，尤其对呼吸系统伤害巨大。

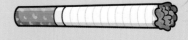

有害气体

汽车释放的尾气等，会刺激呼吸道，引起咳嗽。

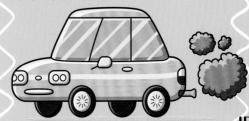

消化系统：食物是怎么变成便便的

我们运动、玩耍和睡觉都需要能量。身体的能量从何而来呢？答案是食物。消化系统负责分解食物，并将食物经由细胞转化为能量。

我饿了！

如果长时间不吃东西，肚子里会发出咕噜咕噜的声音，这是肠胃在向大脑发出需要食物的信号。

从食物中获取的能量帮助我们将体温保持在36.5 — 37℃之间。

香！香！

你知道吗？胃部产生的酸液很强劲，不仅能消化食物，甚至可以分解铝箔。

消化系统如何工作?

消化系统由消化管和消化腺两部分组成,食物在消化管中被挤压和碾碎,同时消化腺会分泌出不同的液体将食物转化为身体可用的物质。涉及的器官包括:

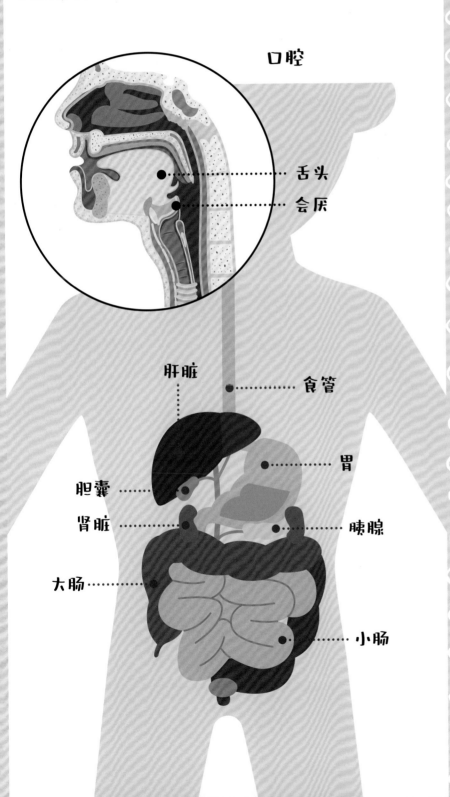

口腔

舌头
会厌

肝脏
食管

胆囊

肾脏
胃

大肠
胰腺

小肠

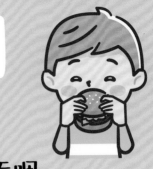

吞咽

食物进入口腔,被牙齿咬碎,通过食管到达胃部。

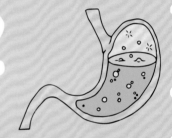

消化

胃、肝脏、胰腺和小肠产生消化液,将食物转化为结构更简单的物质。

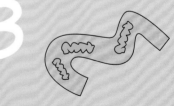

吸收

有用的物质透过小肠壁并通过血液到达细胞。

没被吸收的食物怎么办？

　　身体不能吸收我们吃下的所有东西。那些无法被消化吸收的食物残渣在大肠中变成固体排泄物（大便），通过肛门排出体外。

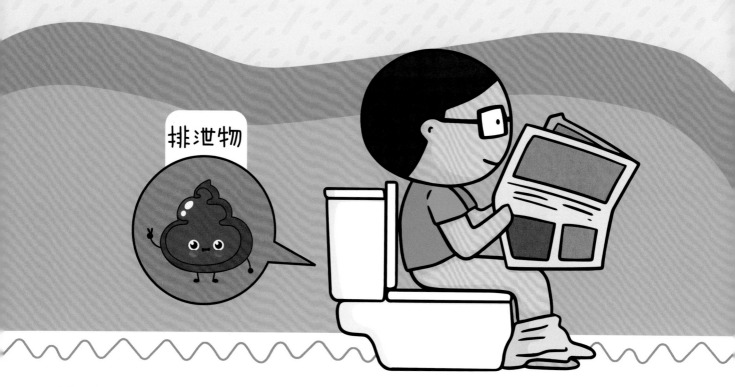

排泄物

养成好习惯

　　人类离不开食物，但吃东西也不能过量。与其让肚子很饱胀，不如保持一点饥饿感。为避免身体不适，请遵循以下提示，养成健康的饮食习惯：

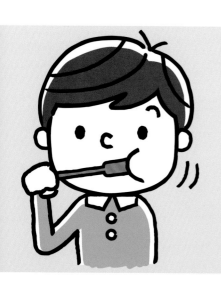

- 细致地咀嚼食物，这样可以减轻胃的负担。

- 固定进食时间，吃饭时不要磨磨蹭蹭。

- 多喝水，多吃水果和蔬菜。

- 餐后刷牙，定期看牙医。

咳咳！

人的咽喉是食物和空气的必经之路。吞咽食物时，咽喉内的一块小肌肉叫会厌，它会闭合，保证食物顺畅地进入食道。如果由于某种原因它没有闭合，比如吃饭太快，或者一边吃饭一边说话，食物会进入呼吸道并引起咳嗽，甚至有窒息的危险。

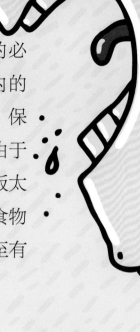

慢慢地
吃东西！

很多时候，呕吐是因为消化系统承载了过量的食物。令人不快的气味、味道以及过度运动等也会导致呕吐。

• 饭后不要立即运动，否则可能会引起不适。如果感到胃痛，可以通过按摩来缓解，但不要用力挤压胃部。

吃得健康

丰富多样的食物，包括豆类、米饭、面食、蔬菜、水果、肉类、蛋类等，有利于身体健康成长。

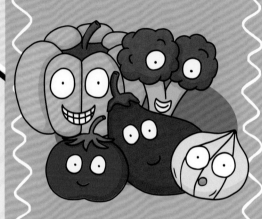

糖果、冰激凌等甜食可以偶尔吃一次，吃多了不利于身体健康。

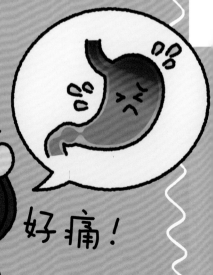

好痛！

神经系统：为什么吃巧克力会让人感到幸福

神经系统不断接收来自外界的信息，协调着人体所有的机能，以便它们能够正确地发挥作用。

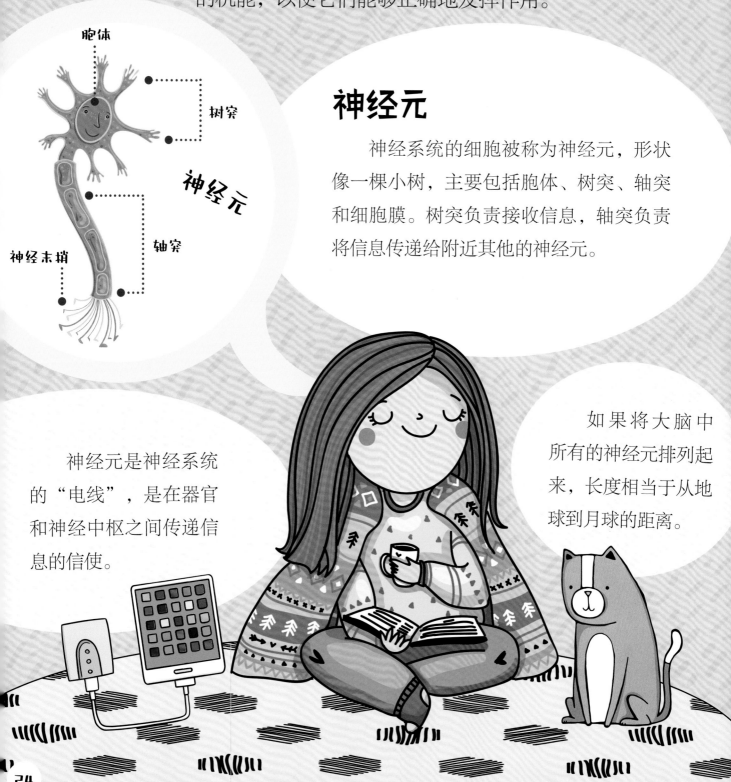

胞体

树突

轴突

神经末梢

神经元

神经元

神经系统的细胞被称为神经元，形状像一棵小树，主要包括胞体、树突、轴突和细胞膜。树突负责接收信息，轴突负责将信息传递给附近其他的神经元。

神经元是神经系统的"电线"，是在器官和神经中枢之间传递信息的信使。

如果将大脑中所有的神经元排列起来，长度相当于从地球到月球的距离。

神经系统如何工作？

感觉器官捕获的外界信息以及来自人体内部器官的信息通过神经到达人脑（大脑、小脑和延髓）。在那里，信息被"翻译"并且沿着脊髓"高速公路"循环，接着，周围神经将信息运送到相应目的地，作出相应的动作或反应。

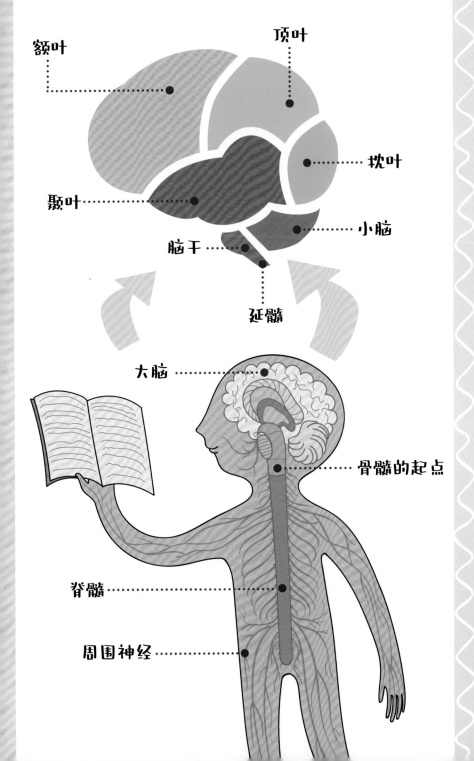

额叶

顶叶

枕叶

颞叶

脑干

小脑

延髓

大脑

骨髓的起点

脊髓

周围神经

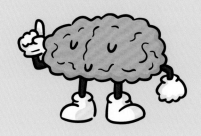

大脑接收信息并将其转化为感觉，向肌肉发送运动指令。

大脑是记忆和情感的中心，分为两个半球：左脑和右脑。

左脑　　　　右脑

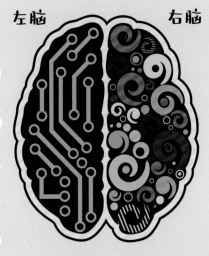

最新研究表明，没有哪种活动是只发生在特定半球的，几乎所有活动都需要调动整个大脑。

记忆

　　记忆力是指存储信息并在日后提取信息的能力，这项能力与生俱来。记忆力与注意力、观察力密切相关，玩记忆游戏或复习学到的新事物都是刺激记忆的好方法。

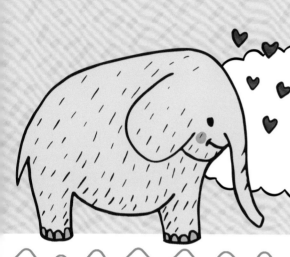

仅凭脑海中的记忆，大象便能够长距离迁徙！

什么是智商？

　　智商是理解、推理、学习、创造和解决问题的能力。人类天生就有这种能力，我们可以通过刺激大脑的各个部分来进一步提高智商。

挑战自己！尝试在没有帮助的情况下做一些新事情。

发明！收集游戏中的零件并制作新东西。

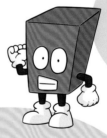

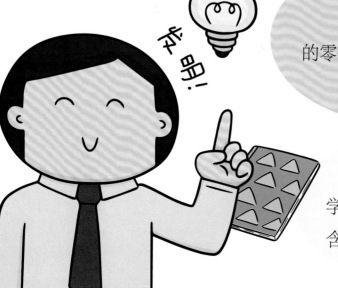

玩填字游戏，学习新的词汇及其含义。

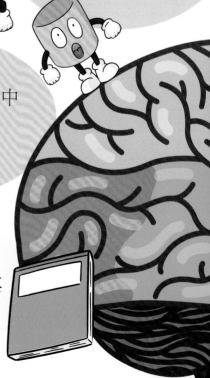

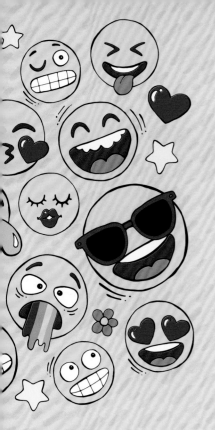

感觉怎么样?

感到愤怒、喜悦或悲伤都是正常的，大脑能够调节这些情绪。无论情绪是好是坏，请试着把注意力集中在那些让人快乐的事情上。

学会享受!

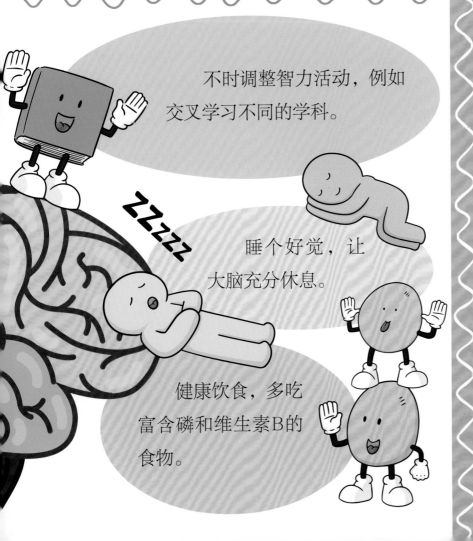

不时调整智力活动，例如交叉学习不同的学科。

睡个好觉，让大脑充分休息。

健康饮食，多吃富含磷和维生素B的食物。

巧克力的秘密

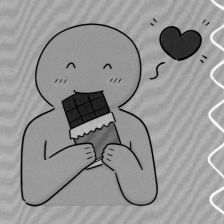

你有没有想过，为什么巧克力如此具有吸引力?

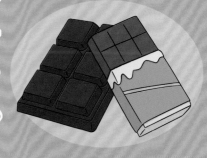

因为巧克力中的可可能够促进大脑释放一种物质，从而让人产生愉悦的感觉。但要小心! 这种物质也会导致你对巧克力的需求度越来越高……这很危险!

感官：我们是怎么感知世界的

图像、声音、气味、味道、质地……都是来自外部的刺激，它们被感觉器官（眼睛、耳朵、鼻子、舌头、皮肤等）接收并传送到大脑，大脑收集并表达这些信息。

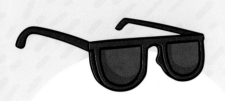

① 视觉

眼睛就像一台非常精密的照相机，可以感知光线、形状和颜色。

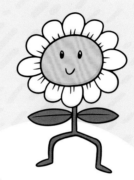

② 嗅觉

鼻子可以闻到丰富的气味，如玫瑰花香、肉香、腐臭……

③ 听觉

耳朵负责感知声音，并帮助我们保持平衡。

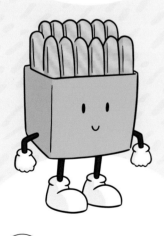

④ 味觉

舌头上的味蕾负责感知和区分味道。

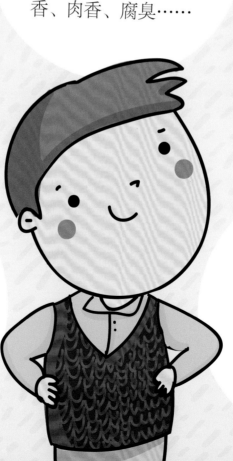

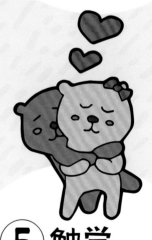

⑤ 触觉

多亏了它，我们才能知道物体是软还是硬，冷还是热，光滑还是粗糙。

感觉器官如何工作?

所有的感觉器官都通过特殊细胞来捕捉环境刺激。来看看这些感觉器官的组成部分:

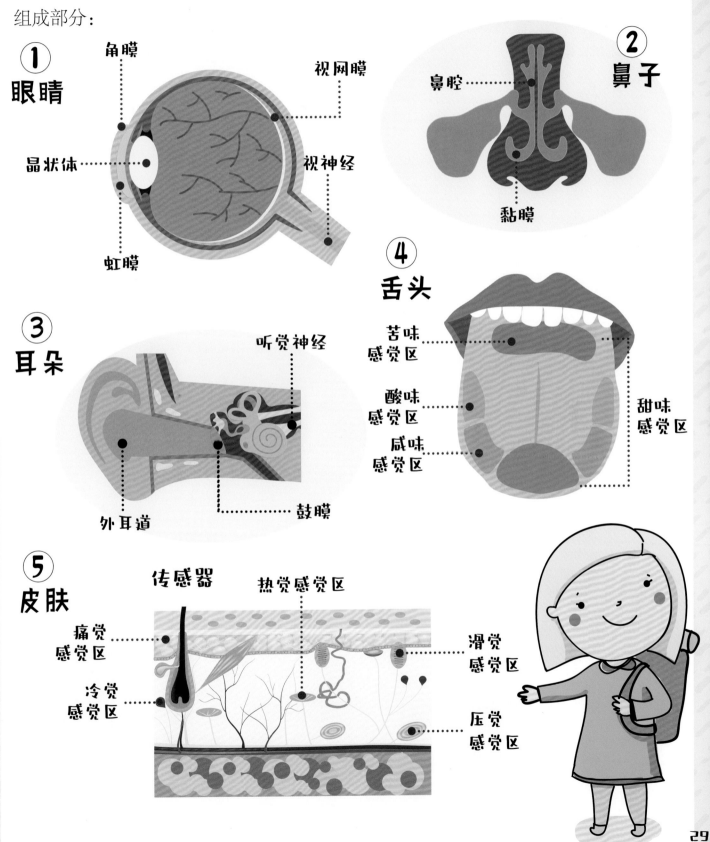

① 眼睛
- 角膜
- 视网膜
- 晶状体
- 视神经
- 虹膜

② 鼻子
- 鼻腔
- 黏膜

③ 耳朵
- 听觉神经
- 外耳道
- 鼓膜

④ 舌头
- 苦味感觉区
- 酸味感觉区
- 咸味感觉区
- 甜味感觉区

⑤ 皮肤
- 传感器
- 热觉感觉区
- 痛觉感觉区
- 滑觉感觉区
- 冷觉感觉区
- 压觉感觉区

为什么需要戴眼镜？

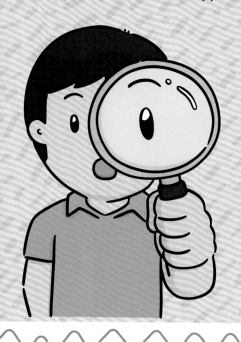

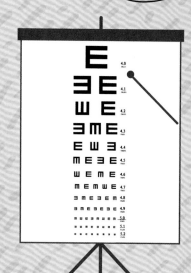

眼睛由几个部分组成，大家必须协同工作才能将事物看清楚。但有时这种团队合作会失败，导致我们看不清远处或近处的东西。如此一来，就需要戴眼镜了。

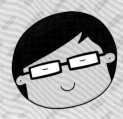

照顾好感官

为了让感觉器官正常工作并避免不适，我们必须保护好它们。此外，还应该定期去体检。

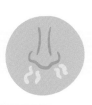

视觉 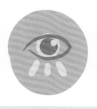　　　　**嗅觉**　　　　**听觉**

视觉	嗅觉	听觉
在泳池中戴上泳镜，保护眼睛免受氯水的侵害。	通过鼻子而不是嘴巴进行呼吸。	天气寒冷时，戴上帽子保护耳朵。
不要太近和长时间看电视、平板电脑或智能手机。	不要大力擤鼻涕，要轻柔地清理鼻腔。	听音乐时不要把音量调太大。

什么是耳垢？

耳垢是由耳朵自然分泌产生的物质，可以起到保护作用：耳垢能吸附灰尘、污垢和细菌，并防止水从耳朵进入体内。可以定期清除多余的耳垢，但不要使用棉棒，必要时需要请医生处理。

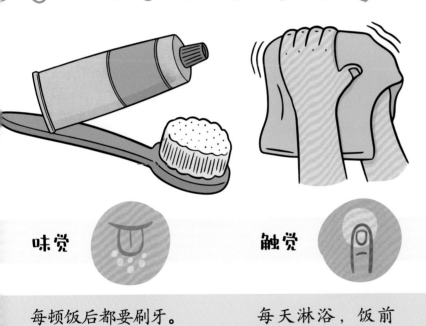

味觉　　　　　　　　**触觉**

每顿饭后都要刷牙。　　每天淋浴，饭前洗手。

不要吃太冷或太热的食物，避免损伤舌头上的味蕾。　　暴露在较强的阳光下时，涂抹防晒霜保护皮肤。

第五种味道

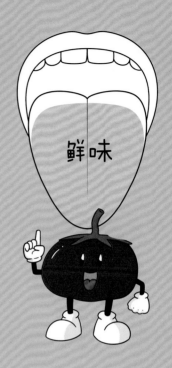

鲜味

食物尝起来有甜的、咸的、酸的或苦的，但你能说出蘑菇和奶酪的味道吗？

好鲜！这就是第五种味道。鲜味存在于许多食物中，例如番茄、海鲜等。

皮肤、头发和指甲：为什么说皮肤是我们的盔甲

皮肤就好像一件灵活的盔甲，覆盖并保护着整个身体。除皮肤外，还有两种具有保护功能的组织：毛发和指甲。

有效的盔甲

皮肤能够防止身体内的水分丢失，维持体温恒定，同时还可以作为屏障，抵御可能导致疾病的细菌、病毒和有害的太阳辐射等。

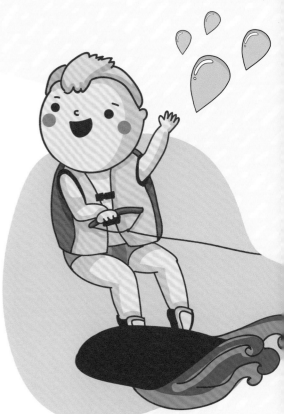

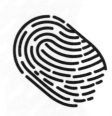

全身的皮肤厚度是不一样的。眼睑处的皮肤较薄，而脚后跟处的较厚，可以有效抵御磨损。

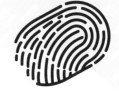

皮肤在指尖上形成的褶皱是指纹，每个人的指纹都是独一无二的！

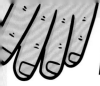

皮肤是什么样的？

皮肤共有三层。最外层的是表皮，不断代谢更新。中间层是真皮，是神经、血管及产生汗液和皮脂的腺体所在地，也是毛发的诞生地；内层为皮下组织，是脂肪储备区。

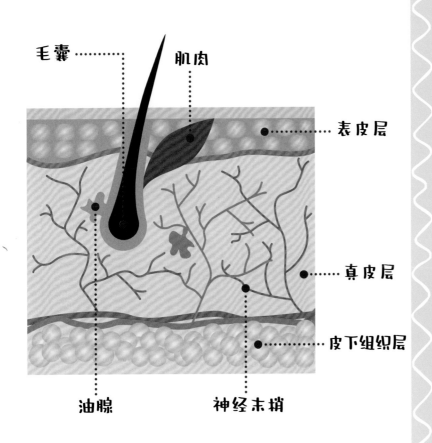

毛囊 ......

肌肉

表皮层

真皮层

皮下组织层

油腺

神经末梢

毛发生长过程

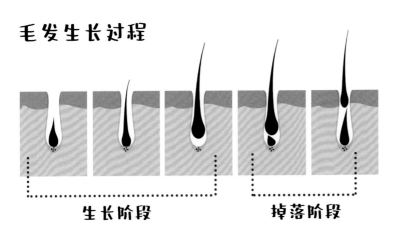

生长阶段　　掉落阶段

毛发和指甲

毛发

在皮肤内生出并以细丝的形式出现。毛发的使命是防止灰尘和污垢沉积在皮肤上，并保护皮肤免受强光和高热的影响。

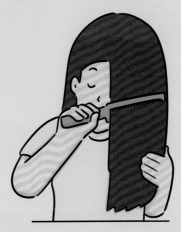

指甲

由角蛋白形成，保护手指和脚趾的上端。

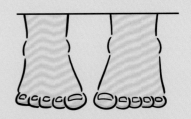

角蛋白是使头发有韧性，使指甲坚硬的一种蛋白质。

为什么会出汗？

　　身体很聪明，知道正常体温不应该超过37°C。如果天气变热，或是人体处在运动、发烧以及紧张害怕的状态中，体温就会上升，身体会通过出汗来降温。汗液由皮肤中的腺体产生，主要由水和矿物质组成，大量出汗时要及时补充水分及矿物质以避免脱水。

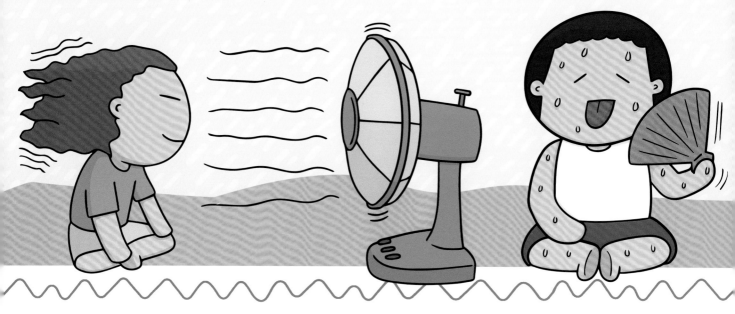

感觉

　　皮肤中不同的神经末梢负责传达不同的感觉。

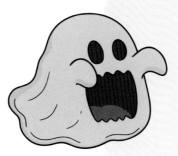

当感到寒冷或害怕时，毛发会"竖起来"，这是小肌肉在起拉扯作用，"毛骨悚然"形容的就是这种现象！

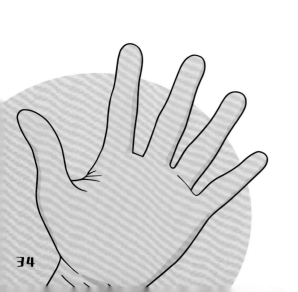

皮肤颜色的深浅度，取决于特定细胞所产生的黑色素数量。

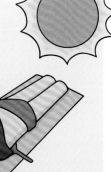

一只蚊子！

如果某处皮肤突然感觉有点疼，然后又红又痒，那有可能是被蚊子咬了！可以用肥皂和水清洗痛处，用冰块冷敷被咬的地方。

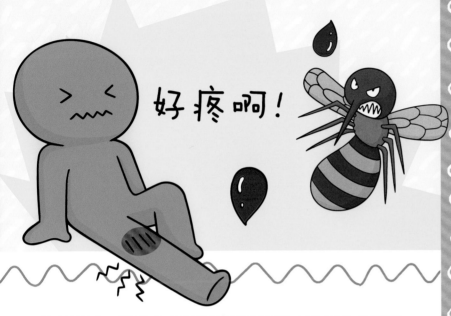

好疼啊！

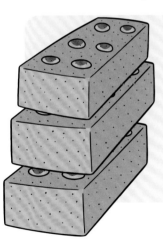

靠近皮肤表面的默克尔神经末梢，能帮助你察觉物体是粗糙还是光滑，坚硬还是柔软。

当你被刺伤或扎到时，疼痛感会被皮肤上的游离神经末梢捕捉到。

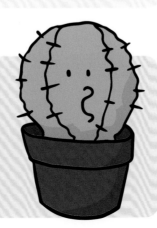

头发的类型

头上的毛发每个月生长约1厘米。头发除了保护皮肤之外，还有保暖的作用。不同的毛囊能生长出不同的头发。

直发的毛囊是圆形的。

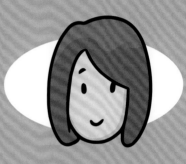

卷发的毛囊是椭圆形的。

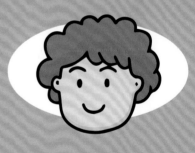

波浪形头发的毛囊是蛋形的。

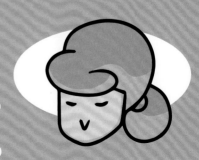

生殖系统：男孩和女孩有什么不同

想象一下，如果世界上再也没有新生儿会发生什么？人类物种将从地球上消失！这就是人类具有创造新生命的能力的原因。负责这项任务的是生殖系统，女孩和男孩的生殖系统是不同的。

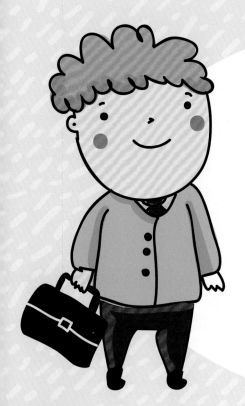

不同但平等

虽然女孩和男孩的外表有所不同，但体力和智力水平是相当的。只要他们喜欢并玩得开心，任何人都可以自由选择任何玩具。

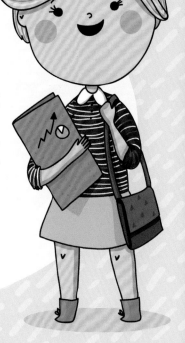

生殖系统的发育得益于激素，激素是在血液中循环并调节身体代谢、生长、发育等功能的物质。

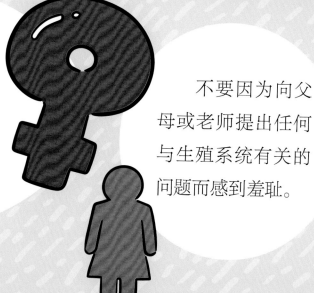

不要因为向父母或老师提出任何与生殖系统有关的问题而感到羞耻。

生殖系统如何工作？

进入青春期后，也就是11—12岁开始，生殖系统开始产生一种特定的性激素，这些物质促进了女孩和男孩的身体变化。

女性生殖器官

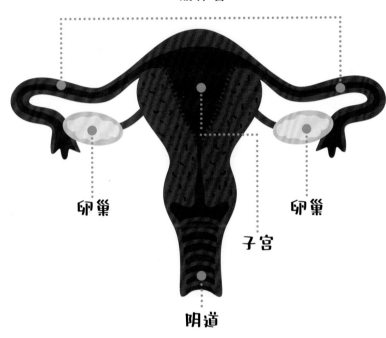

输卵管

卵巢

卵巢

子宫

阴道

男性生殖器官

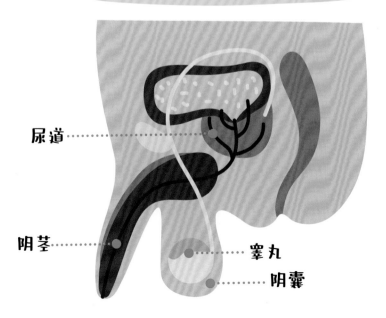

尿道

阴茎

睾丸

阴囊

卵子

在卵巢中形成的雌性生殖细胞叫卵子。生殖系统发育成熟后，女性通常每个月会产生一个成熟的卵子。

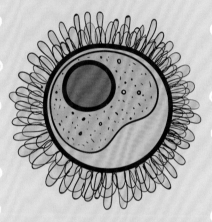

精子

在两个睾丸中形成的雄性生殖细胞叫精子。睾丸位于阴囊内，每天产生数以百万计的精子。

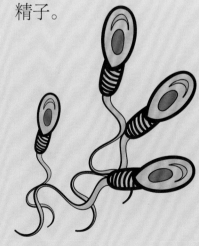

什么是月经？

卵子到达子宫后，如果没有找到任何精子，就会与子宫内膜一起被排出体外，并伴随阴道排血现象，这就形成了月经。月经每28天左右到来一次，每次持续3—5天。月经是自然现象，表明女性的生殖系统是健康的。来月经时，有多种的卫生用品可供选择。

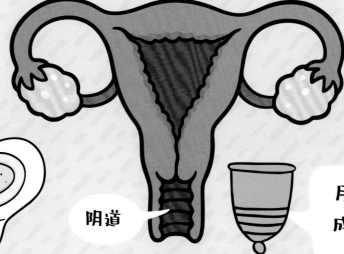

卫生巾由吸水材料制成，使用时粘在内裤上。

卫生棉条放置在阴道内。

阴道

月经杯通常由硅胶制成，也放置在阴道内。

什么是青春期？

从青春期开始，身体经历某些变化，男孩和女孩逐渐变成成年人。

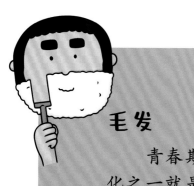

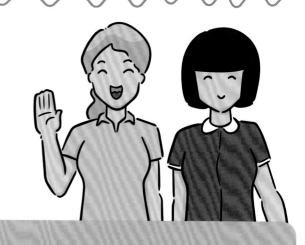

毛发

青春期的最初变化之一就是开始长出腋毛和阴毛。

身材

青春期另一个明显的变化，是女孩的胸部会变大，臀部会变宽，男孩的肌肉变得更加发达。

成长！

从出生那一刻起，身高就开始一点一点地增长，但到了青春期，身体会长得格外快，特别是脚长得最快，衣服鞋子一下子就变小了。

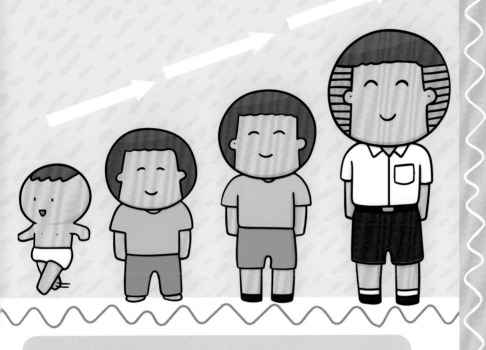

声音的变化

男孩还会经历变声期，这时候说话的声音听起来会不一样，可能会破音成"公鸭嗓"。不过男孩们不用担心，过了变声期，声音会一点一点地变得更加成熟。

情绪

在青春期，心理状态也会发生变化，比如情绪会突然波动，变得更加敏感或紧张，很容易失去耐心，经常对周围的人发火。

痘痘！

在青春期，体内激素的变化会导致粉刺的出现。不要试图挤破它们！

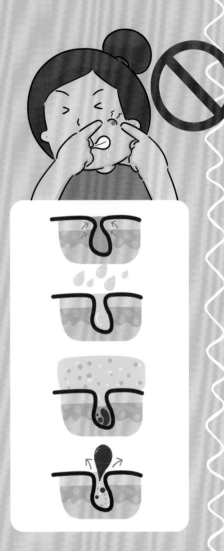

每天用温水和洗面奶清洗面部两次，随着年龄增长，激素水平逐渐稳定，粉刺会慢慢消失。

生育：我是从哪里来的

哎呀，妈妈的肚子变大了！她是吃了太多东西吗？不是的，她要生宝宝了，宝宝正在她的体内生长！生命的开始只需要两个细胞：一个是妈妈体内产生的卵子，另一个是爸爸体内产生的精子。当两者相遇并结合时，就会发生受精并开始孕育一个新的生命。

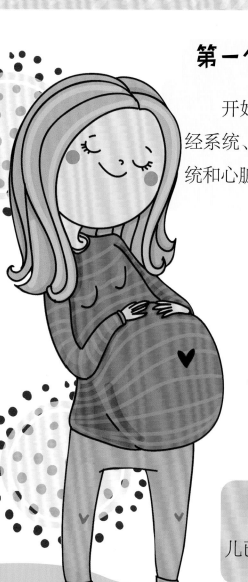

第一个月

开始形成神经系统、消化系统和心脏。

第二个月

形成心脏和血管，长出肌肉、骨骼和面部。

第三个月

牙齿、胃、肝、肾发育，生殖系统出现差异。这个时候通过超声波检查可以听到胎儿的心跳。

    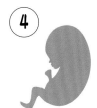 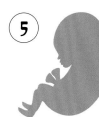

第六个月

长出眼睛和指纹，胎儿已经可以张开双手！

第七个月

能够完成眼睑开合，神经系统控制体内的功能。

在妈妈体内

刚开始的7—10天里，两个初始细胞已经分裂成针头大小。10天后，小细胞会附着在子宫内膜上。随着胎儿的成长，子宫也在变大，为宝宝的生长腾出空间。孕期通常是9个月左右，以下是胎儿在妈妈体内的生长发育过程。

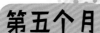

第四个月

胎儿开始活动，身体快速长大。

第五个月

长出皮肤、头发和指甲。

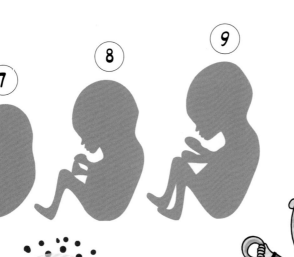

第八个月

身体脂肪增加，肺部开始进行呼吸运动。

第九个月

宝宝已经完全发育好，是时候出生了！

在肚子里

胎儿漂浮在子宫的羊水中，羊水环抱着胎儿，保护胎儿免受冲击，还可以向他传递妈妈的心跳声。

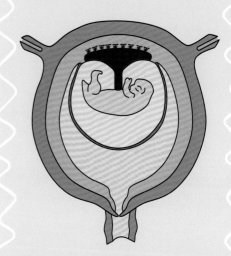

此外，胎儿与妈妈有脐带连接，胎儿通过脐带接收能量和氧气，并排出血液中的废弃物。

我长得像谁？

妈妈是黑眼睛的黑发女郎，爸爸是蓝眼睛的金发男子。我的头发像妈妈，眼睛像爸爸，为什么呢？身体的许多特征取决于从父母那里继承的46条染色体：一半来自妈妈的卵子，另一半来自爸爸的精子。双方染色体上携带的信息，决定了孩子长得会更像某一方。

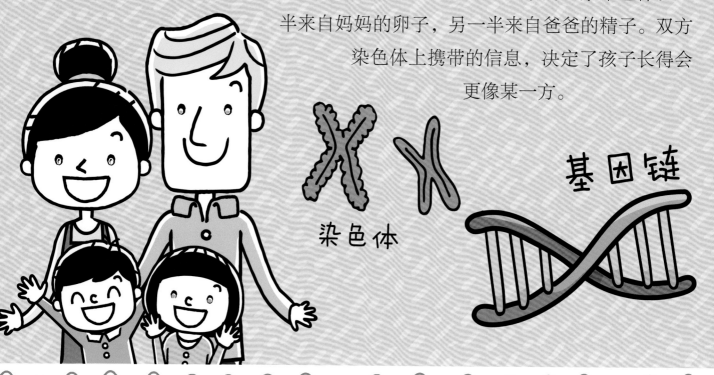

染色体

基因链

生命的第一年

在生命的第一年，婴儿的成长和变化非常快。你要经常观察他，和他交流。

最初几周到4个月

他只会睡觉、吃饭和哭泣。当你和他说话时，他会看着你，甚至对你微笑！不要让他感到孤独。

5—8个月

他喜欢牙牙学语，对周围的东西充满了好奇，常把脚放进嘴里。他开始长出下牙，会自己坐起来，开始明白别人在说什么。

第一颗牙！

在6—12月龄之间，婴儿会长出牙齿，首先长出的是下排中间的两颗牙齿，然后是上门牙。在差不多3岁时，婴儿通常会长齐所有乳牙。

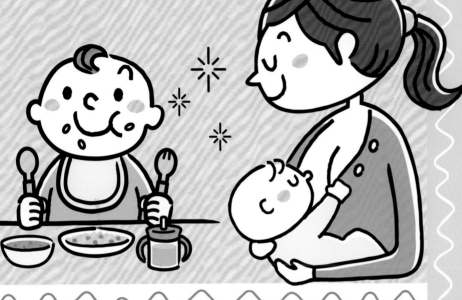

男孩还是女孩？

染色体不但决定了孩子的外貌特征，也决定了性别。精子可以提供X或Y染色体，卵子只能提供携带女性特征的X染色体。

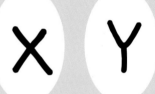

男孩

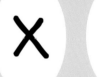

女孩

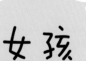

9—12个月

他开始爬行，会说"妈妈""爸爸"，并挥手打招呼，还喜欢敲击物体来制造噪音！

之后他开始独自行走并会说简单的话，比如"给我"。他有反应、有偏好，但要小心，他对所有东西都是"毛手毛脚"的。

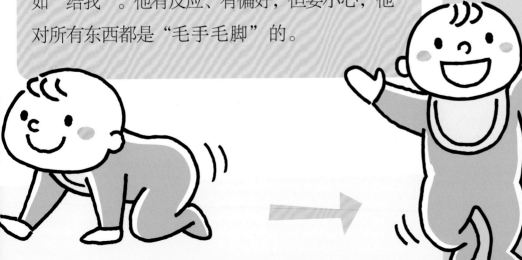

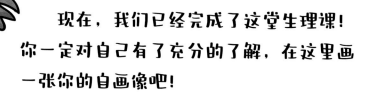

现在，我们已经完成了这堂生理课！你一定对自己有了充分的了解，在这里画一张你的自画像吧！

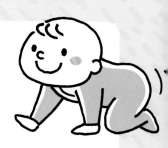

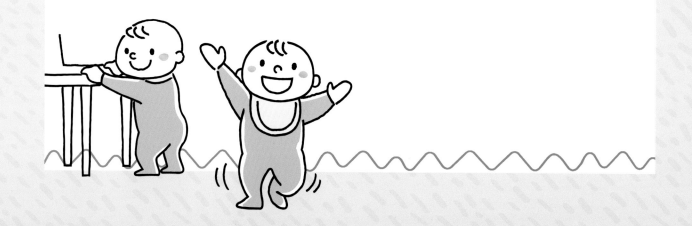

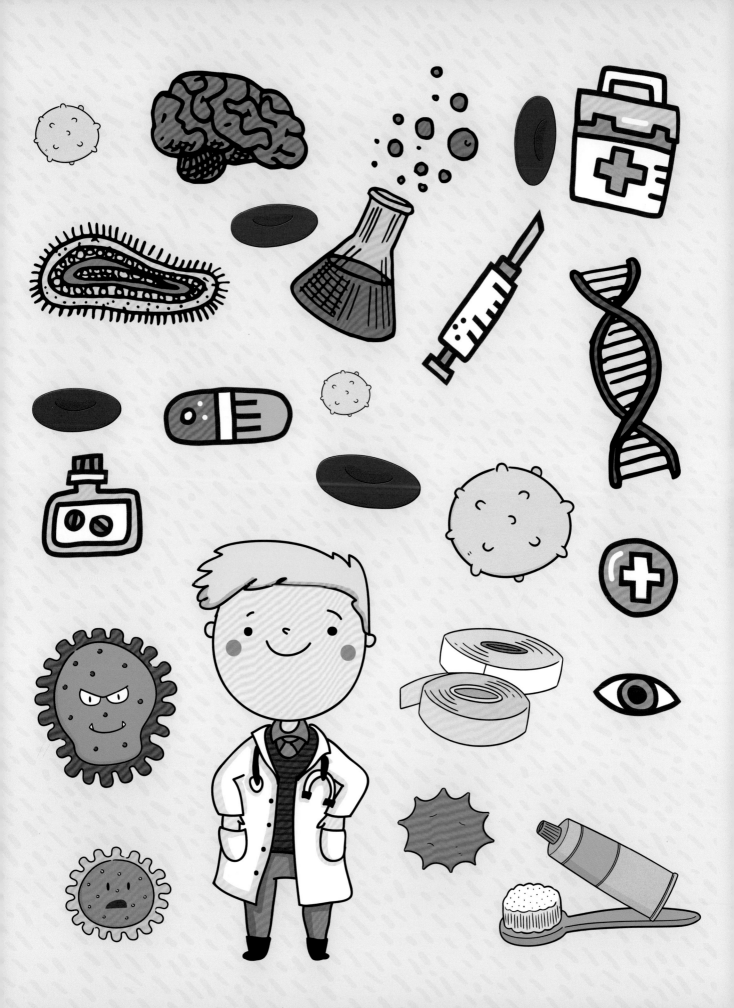

山东省著作权合同登记号：图字 15-2023-40号

图书在版编目（CIP）数据

我的第一本生理教科书 / (西) 卡门·马图尔·埃尔南德斯著；董云琪译. -- 济南：明天出版社，2023.6
　　ISBN 978-7-5708-1733-7

　　Ⅰ. ①我… Ⅱ. ①卡… ②董… Ⅲ. ①人体生理学 – 儿童读物 Ⅳ. ①R33-49

　　中国版本图书馆CIP数据核字(2023)第014237号

WO DE　DI-YI BEN SHENGLI JIAOKESHU

我的第一本生理教科书

出 版 人	李文波
责任编辑	孙亚飞
美术编辑	綦 超
项目监制	张 娴 高赫瞳
特约编辑	刘 璇 周宴冰 郝 莹
营销编辑	李雅希
责任印制	李 昆
出版发行	山东出版传媒股份有限公司　明天出版社
地　　址	山东省济南市市中区万寿路19号（邮编250003）
网　　址	http://www.sdpress.com.cn　http://www.tomorrowpub.com
经　　销	新华书店
印　　刷	鸿博睿特（天津）印刷科技有限公司
版　　次	2023年6月第1版
印　　次	2023年6月第1次印刷
规　　格	270mm×210mm　16开
印　　张	3
印　　数	1—8000
书　　号	ISBN 978-7-5708-1733-7
定　　价	43.00元

如有印装质量问题，请直接与出版社联系调换。电话：（0531）82098710